Nach der hCG-Stoffwechselkur

Halten Sie Ihr erreichtes Gewicht - ganz ohne Yo-Yo-Effekt

Frank Schmidt

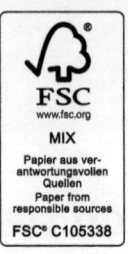

Bibliografische Information der Deutschen Nationalbibliothek:
Die Deutsche Nationalbibliothek verzeichnet diese Publikation
in der Deutschen Nationalbibliografie; detaillierte bibliografische Daten sind im Internet über http://dnb.dnb.de abrufbar.

© 2015 Frank Schmidt

Herstellung und Verlag: BoD – Books on Demand, Norderstedt

ISBN: 978-3-7386-2693-3

Inhaltsverzeichnis

Vorwort 7
Ihr Setpoint – Die Auswirkung von hCG 11
Die richtige Ernährung 14
   Optimierung des Stoffwechsels 15
      Zitrone 16
      Cayenne-Pfeffer 23
      Kräuter 26
      Ingwer 27
   Reduktion von Kohlenhyraten 29
   Einsatz hochwertiger Eiweiße 30
Ihr Tagesablauf 36
   Bewusstes Essen 36
   Die Sache mit dem Sport 38
   Atmen 40
   Seinem Körper etwas Gutes tun 43
Übergewicht - was kostet Sie das? 45
   Materielle Kosten 46
   Emotionale Kosten 47
   Weitere Kosten 47
Vitalstoffe 50
   Breitband-Vitalstoffpräparat 53
   Omega3 55
   OPC 57
   Magnesium 61
   Aloe Vera 64
Nachwort und Bezugsquellen 67
Literaturverzeichnis 68

Vorwort

Liebe Leserin, lieber Leser,

Herzlichen Dank für Ihre Treue. Das ist mein drittes Buch, das ich zum Thema hCG erstelle, und ich bin stolz und glücklich, dass die ersten beiden einen so positiven Zuspruch erhalten haben. Ich bin überzeugt, dass es Ihnen genauso viel Nutzen bringen wird, wie es die beiden ersten Bücher getan haben.

Ich selbst habe mit der hCG-Stoffwechselkur und der hCG-Darmreinigung erheblich an Gewicht verloren und ich plane schon den nächsten Durchgang, bei dem ich weitere überflüssige Pfunde loswerden will. Seit nunmehr fast einem Jahr habe ich mich allerdings einem anderen Projekt verschrieben, dem Halten des erreichten Gewichtes. Tatsächlich wollte ich mir ganz sicher sein, dass all das, was ich an Energie in meine eigene hCG-Diäten investiert habe, nicht vergebens war und nicht plötzlich der Yo-Yo-Effekt eintritt.

Um es kurz zu machen: Meine Waage zeigt auch heute noch dasselbe Gewicht an, wie sie das nach der

Diät tat. Manchmal ein Kilo mehr, manchmal eines weniger, abhängig davon, was ich gegessen habe, wie meine Verdauung funktioniert etc. Diesen Erfolg halte ich für weit wichtiger als die Tatsache, dass es mir gelang, etwa vierzig Kilogramm Lebensgewicht zu verlieren und ganz ehrlich gesagt bereitete mir dieser Aspekt des Abnehmens auch mehr Sorgen.

Wir alle, die wir übergewichtig sind, kennen das. Du quälst Dich durch eine Diät und bist unheimlich stolz, wenn die Hose allmählich zu rutschen beginnt, und kaum hast Du die Diät beendet, scheint das ganze Fett vom Körper geradezu aufgesaugt zu werden. Das war früher nach jeder Diät der Fall - und ich habe in meinem Leben bestimmt zwei bis drei Dutzend Diäten versucht.

Nur jetzt, nach der hCG-Stoffwechselkur, traf meine Befürchtung nicht zu. Allerdings muss ich gestehen, dass dies nicht nur daran lag, dass diese Diät besonders gut war, sondern auch daran, dass ich – durch den großen Erfolg motiviert – einiges getan habe, um mein Gewicht zu halten.

Da ich davon ausgehe, dass es auch Ihnen ein Anliegen ist, Ihre schwer erarbeiteten Fortschritte langfristig zu halten, möchte ich Sie an meinen

Erkenntnissen teilhaben lassen.

Machen wir uns nichts vor, es ist beim Übergewichtigen wie bei den meisten Suchtkranken. Ein Alkoholiker bleibt ein Leben lang ein Alkoholiker. Auch wenn er jahrelang keinen Alkohol anrührt, kann ein einziges Glas den Rückfall bedeuten. Auch beim Übergewichtigen ist es ähnlich. Egal welche Diät er gemacht hat, ob er mit Hilfe von Hypnose oder durch eine Operation Gewicht verloren hat. Er ist immer in Gefahr, rückfällig zu werden.

Die Veränderung des Setpoints in der hCG-Diät bedeutet zwar einen gewissen Schutz, wir müssen uns aber bewusst sein, dass der Setpoint bei allen von uns einmal bei weit unter 10 Kilos lag, als wir noch ein Baby waren. Er kann sich also auch verändern, besonders, wenn wir dauernd über die Stränge schlagen.

Aus diesem Grund habe ich bei meinen Bemühungen, mein neues Gewicht zu halten, eine Kombination aus Vitalstoffen (wie wir sie schon aus der hCG-Darmreinigung und der hCG-Stoffwechselkur kennen) und einigen einfachen Ernährungsanpassungen und Verhaltensweisen eingesetzt und bin dabei sehr erfolgreich gewesen. Das äußert sich einerseits darin, dass ich mein Gewicht halten konnte und andererseits bin ich heute fitter und glücklicher und wirke auf meine Umgebung zehn Jahre jünger.

Ich wüsche Ihnen von Herzen, dass ihnen die Arbeit mit meinen Büchern genauso gute Erfolge bringt.

Ihr Frank Schmidt

PS: Da ich davon ausgehe, dass die Mehrzahl der Leser dieses Buches bereits meine beiden ersten Bücher gelesen haben, werde ich einige Informationen als vorhanden voraussetzen und nicht mehr alles bis ins Detail herleiten. Ich möchte meine Leser nicht langweilen. Wer das Buch ohne die entsprechende Vor-Lektüre liest, kann selbst entscheiden, ob er gewisse Behauptungen als gegeben akzeptiert oder basierend auf meinen Verweisen in meinen anderen Büchern Genaueres nachlesen möchte.

Ihr Setpoint – Die Auswirkung von hCG

Besonders im Buch zur hCG-Stoffwechselkur habe ich einiges zum Thema hCG geschrieben. Der vom englischen Mediziner Albert T. W. Simeons in der Mitte des 20. Jahrhunders erstmals im Zusammenhang mit einer Gewichtsreduktion eingesetzte Stoff wirkt auf den Hypothalamus im menschlichen Gehirn und verschiebt damit sozusagen die Gewichtsinformation, welche in unserem Gehirn gespeichert ist.

Wichtig ist die Tatsache, dass der menschliche Körper stets danach trachtet, den »einprogrammierten« Normalwert zu erreichen. Wird dieser Wert (er wird auch Setpoint genannt) im Rahmen einer Gewichtsreduktion nach unten korrigiert und dort neu festgesetzt, wird der Körper so lange wie möglich daran festhalten. Er wird alle Anstrengungen unternehmen, bei Abweichungen auf den gesetzten Wert zurückzukommen.

Nur wenn es langanhaltend zu Abweichungen kommt, wird der Wert angepasst. Dies entspricht der Vorgehensweise, welche sich im Rahmen des

Wachstums von Menschen als richtig und zielführend erwiesen hat. Würde dieser Anpassungsmechanismus nicht bestehen, würde unser Körper auch noch beim Erwachsenen stets dafür kämpfen, das Gewicht aus Babytagen zu erreichen und damit einem gesunden Wachstum komplett entgegenwirken.

Der im Rahmen der hCG-Stoffwechselkur oder hCG-Darmreinigung eingesetzte Stoff hCG hat den Stetpoint auf dem neuen, im Rahmen der Diät erreichten, Niveau eingestellt. Tausende Menschen haben diese Erfahrung gemacht. Voraussetzung ist, dass die Einnahme von hCG während mindestens 21 Tagen konsequent stattgefunden hat und eine gute Qualität von hCG verwendet wurde. hCG wird inzwischen längst von verschiedenen Herstellern als homöopathische Tropfen oder Globuli angeboten.

Wer die Pufferwirkung des Setpoints nun aber nach der Diät gleich wieder durch erhebliches und andauerndes Überessen überdehnt, wird diesen quasi mitschleifen und damit einen neuen, höheren Setpoint setzen.

So gesehen ist der Setpoint als erhebliche Unterstützung beim Halten des neuen, tieferen

Gewichtes zu sehen. Nicht aber eine absolute Garantie. Die hCG-Stoffwechselkur und die hCG-Darmreinigung sind auch deshalb wichtig und erfolgreich, weil sie nicht nur den Setpoint anpassen, sondern auch dabei unterstützen, Ernährungsgewohnheiten zu verändern.

Genau in dem Zusammenhang sind die nachfolgenden Themen wichtig. Sie sollen Ihnen Anhaltspunkte geben, wie Sie Ihre Gewohnheiten anpassen und optimieren können, ohne damit quasi in einer Dauerdiät zu leben.

Ich gebe zu, dass ich ab und zu über die Stränge schlage. Dazu gehört auch ab und zu Fast Food oder Schlemmen. Ein gesunder Körper steht das bestens durch. Es geht nicht um einige wenige Ausnahmen.

Die richtige Ernährung

Im Rahmen der hCG-Stoffwechselkur haben Sie idealerweise einige Ernährungsanpassungen vorgenommen. Sie haben Ihren Konsum an Kohlenhydraten erheblich reduziert und auch die Aufnahme von Fett und Kalorien sollte erheblich geringer sein als das, was Sie vor der Diät zu sich genommen haben.

Im Hinblick auf die Nachhaltigkeit der Diät spielen die Stabilisierungs- und die Austestphase eine ganz besondere Rolle. Dabei geht es zum Einen darum, den erreichten Setpoint zu fixieren und andererseits darum, herauszufinden, wie Ihr Körper auf bestimmte Produkte reagiert. Durch die Umsetzung dieser Erkenntnisse haben Sie bereits etliches gewonnen.

Am allerwichtigsten für den nachhaltigen Diäterfolg ist, dass Sie die so gewonnenen Erkenntnisse umsetzen und auch sonst auf Ihren Körper hören. Sie müssten nun einen weit besseren »Draht« zu ihm haben und besser spüren, was er braucht, was ihm bekommt - oder eben nicht bekommt.

Meine Strategie der langanhaltenden Optimierung meines Körpers beruht auf drei Säulen. Es geht nicht zuletzt darum, den Raubbau, den Jahrzehnte des Übergewichtes an meiner Gesundheit betrieben haben, so weit wie möglich auszugleichen. Die drei Säulen sind:

- Optimierung des Stoffwechsels
- Reduktion von Kohlenhydraten
- Einsatz hochwertiger Eiweiße

Optimierung des Stoffwechsels

Zentrales Anliegen bei einer Diät, aber auch danach, sollte es für Menschen mit der Tendenz zu Übergewicht sein, möglichst viele Kalorien zu verbrennen. Im Rahmen Ihrer hCG-Stoffwechselkur haben Sie zweifellos bereits umfangreiche Erfahrungen zu diesem Thema gemacht.

Die nachfolgenden Nahrungsmittel haben seit der Diät einen ganz besonderen Anteil an meinem Speiseplan. Dabei geht es nicht um irgendwelche Crash-Diäten, sondern nur um einen Einbezug der

Nahrungsmittel in das tägliche Essverhalten. Wie in fast allen Fällen gilt es auch hier, das richtige Maß zu finden. Übertreiben ist in jedem Fall kontraproduktiv und schadet nur.

Zitrone

Wer sich etwas mit Diäten und speziell den aktuell angesagten Diäten auseinandersetzt, wird womöglich skeptisch sein, wenn er Zitrone als wichtigen Bestandteil der Ernährung liest. Tatsächlich habe ich aber keine Hollywood-Zitronen-Crash-Diät gemacht. Diese basiert wie so viele andere verwandten Diäten (z.B. die Ananas-Diät und Ähnliches) auf einer gezielten Fehlernährung. Das kann bestenfalls kurzfristig ein paar Kilos bringen, führt aber bei längerer Anwendung zu körperlichen Schädigungen und in vielen Fällen sogar zu einer beschleunigten Gewichtszunahme, sobald die Diät abgesetzt wird.

Tatsächlich hat die Zitrone neben vielen positiven Vitalstoffen zwei Eigenschaften, welche mir in den letzten Monaten immer wichtiger wurden:

- Zitronen schmecken zwar sauer, werden aber

basisch verstoffwechselt und wirken damit gegen eine Übersäuerung des Körpers.
- Zitronen regen den Stoffwechsel und damit die Fettverbrennung an.

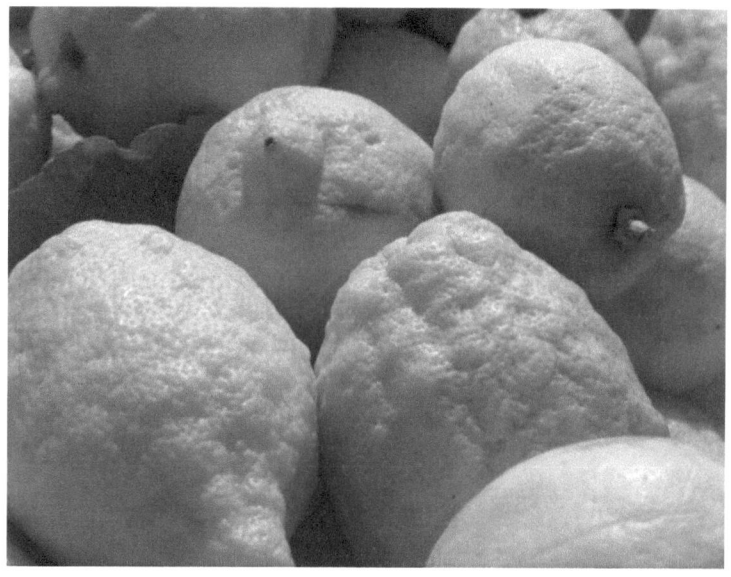

Citrons de Menton By Tangopaso (Self-photographed) [Public domain], via Wikimedia Commons

Die Wissenschaft hat längst nachgewiesen, dass die Mehrzahl der Menschen unter einer konstanten Übersäuerung leidet. Übersäuerung aber bremst den Abbau und die Verwertung von Fett und Kohlenhydraten und reduziert die Stoffwechselrate.

Der Überschuss hängt u.a. damit zusammen, dass

viele Menschen hauptsächlich Wasser mit Kohlensäure und Kaffee trinken. Aber auch viele weitere liebgewonnene Nahrungsmittel steigern den Säurespiegel:

- Tierische Eiweiße wie Fleisch, Wurst, Fisch und Eier
- Milch und die meisten Milchprodukte
- Sojaprodukte
- Teig- und Backwaren
- Süßspeisen
- Kaffee
- Alkohol
- Nikotin
- Synthetische Lebensmittelzusatzstoffe wie Konservierungsstoffe, Farbstoffe, Geschmacksverstärker (Glutamat), Süssstoffe wie z. B. Aspartam, etc.

Neben den genannten Lebensmitteln führen auch Stress, Angst, Sorgen, Ärger und negative Gedanken zu einer Übersäuerung.

Übersäuerung wiederum führt zu Erkrankungen und in vielen Fällen auch zu Übergewicht.

Ich habe täglich den Saft (inkl. Fruchtfleisch) von zwei bis drei frisch gepressten Zitronen mit Leitungswasser verdünnt und über den Tag hinweg getrunken. Natürlich habe ich diese »Limonade« nicht gesüßt. Was in den ersten Tagen noch reichlich sauer wirkte, war schon nach einer guten Woche Gewohnheit und wirkte belebend und erfrischend.

Auch die stoffwechselanregende Wirkung von Zitronen ist unbestritten und führt dazu, dass Kalorien schneller verbrannt werden.

Zweifellos kann der Saft von drei Zitronen nicht alle anderen Ernährungssünden ausgleichen. In Kombination mit einer angepassten vernünftigen Ernährung bietet er aber eine wundervolle Ergänzung.

Wer Zitronen in Bio-Qualität kauft (was eigentlich selbstverständlich sein sollte), kann die Zitronenschale wahlweise mit heißem Wasser als Tee aufgießen oder gerieben als Gewürz nutzen. In beiden Fällen wirkt sie verdauungsfördernd.

Inhaltsstoffe der Zitrone sind gemäß Nährwertrechner.de (pro 100g) im Auszug:

Zusammensetzung

Energie:	56 kcal
	235 kJ
Wasser:	83.90 g
Eiweiß:	0.70 g
Fett:	0.60 g
Kohlenhydrate:	8.08 g
Ballaststoffe:	1.30 g

Vitamine

Vitamin A:	3.00 fg
Retinol:	0.00 fg
Beta-Carotin:	15.00 fg
Vitamin B1:	51.00 fg
Vitamin B2:	20.00 fg
Vitamin B3:	170.00 fg
Vitamin B5:	270.00 fg
Vitamin B6:	60.00 fg
Vitamin B7:	0.50 fg
Vitamin B9:	5.00 fg
gesamte Folsäure:	6.00 fg
freie Folsäure:	5.00 fg
Vitamin B12:	0.00 fg
Vitamin C:	53.00 mg
Vitamin D:	0.00 fg

Vitamin E:	400.00 fg
Vitamin K:	3.00 fg

Mineralstoffe

Calcium:	11.00 mg
Chlor:	5.00 mg
Kalium:	149.00 mg
Magnesium:	28.00 mg
Natrium:	3.00 mg
Phosphor:	16.00 mg
Schwefel:	12.00 mg

Spurenelemente

Eisen:	0.45 mg
Fluor:	10.00 µg
Jod:	0.50 µg
Kupfer:	350.00 µg
Mangan:	30.00 µg
Zink:	0.12 mg

Kohlenhydratzusammensetzung

Mannit:	0.00 g
Sorbit:	0.00 g
Xylit:	0.00 g
Zuckeralkohole	0.00 g
Glucose	3.58 g

Fructose	3.45 g
Galactose	0.00 g
Monosaccharide	7.03 g
Saccharose	1.05 g
Maltose (Malzzucker):	0.00 g
Lactose	0.00 g
Disaccharide (2 M):	1.05 g
Oligosaccharide resorbierbar (3- 10 M):	0.00 g
Oligosaccharide nicht resorbierbar:	0.00 g
Glykogen (tierische Stärke):	0.00 g
Stärke:	0.00 g
Polysaccharide (> 10 M):	0.0 g

Fettzusammensetzung (Fettsäuren)

gesättigte Fettsäuren:	0.13 g
einfach ungesättigte Fettsäuren:	0.04 g
mehrfach ungesättigte Fettsäuren:	0.31 g
kurzkettige Fettsäuren:	0.00 g
mittelkettige Fettsäuren:	0.00 g
langkettige Fettsäuren:	0.48 g
Cholesterin:	0.0 g

Aminosäuren

Isoleucin:	19.00 mg
Leucin:	18.00 mg
Lysin:	35.00 mg

Methionin:	10.00 mg
Cystein:	9.00 mg
Phenylalanin:	25.00 mg
Tyrosin:	14.00 mg
Threonin:	10.00 mg
Tryptophan:	4.00 mg
Valin:	25.00 mg
Arginin:	42.00 mg
Histidin:	10.00 mg
Essentielle Aminosäuren (Summe):	221.00 mg
Alanin:	41.00 mg
Asparaginsäure:	96.00 mg
Glutaminsäure:	80.00 mg
Glycin:	67.00 mg
Prolin:	37.00 mg

Cayenne-Pfeffer

Cayenne-Pfeffer haben Sie womöglich bisher gemieden. Das ist Ihnen viel zu scharf? Das verstehe ich sehr gut. Mir ging es ganz ähnlich. Zwar war er mir nicht zu scharf, ich fand aber, dass er für das meiste, was ich aß, zu stark war.

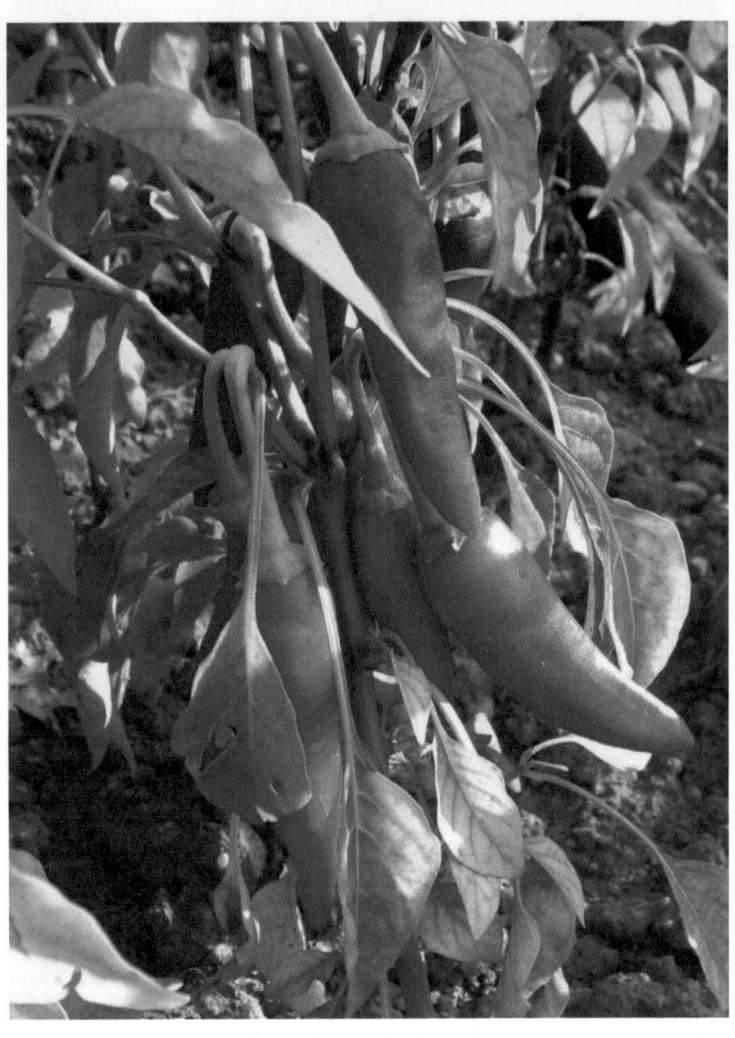

By H. Zell (Own work) [GFDL (http://www.gnu.org/copyleft/fdl.html) or CC BY-SA 3.0 (http://creativecommons.org/licenses/by-sa/3.0)], via Wikimedia Commons

Erst ein Artikel in der Zeitschrift »Focus« brachte mich dazu, dieses Gewürz regelmäßig einzusetzen. Im Jahr 2011 titelte die Zeitschrift: »Cayennepfeffer mobilisiert den Stoffwechsel« und begann den Artikel mit dem Teaser:

> *Wer seine Gerichte mit Cayennepfeffer würzt, kann dadurch den Appetit zügeln – das gilt insbesondere für diejenigen, die das Gewürz bislang nur selten verwendet haben.*

Im Artikel wurde unter anderem dargestellt, dass schon ein halber Teelöffel des Gewürzes dazu verhilft, Nahrungsmittel erheblich schneller zu verbrennen, besonders wenn die Person nicht daran gewöhnt ist. Auch angeführt wurde, dass das enthaltene Capsaicin dazu führt, das Hungergefühl zu dämpfen. Als nicht empfehlenswert werden Kapseln dargestellt, da das Brennen auf der Zunge einen wichtigen Anteil am gewünschten Effekt habe.

Seit ich vor einigen Monaten auf die Online-Ausgabe des Artikels gestoßen bin, habe ich begonnen, öfters Cayenne-Pfeffer einzusetzen (wo dies irgendwie passt) und ich kann aus eigener Erfahrung bestätigen, dass ich die positive Auswirkung auf das Hungergefühl selbst feststellte und auch den Eindruck habe, dass mir dieses Gewürz gut bekommt. Allerdings benutze ich es in Maßen und nur dort, wo es passt. Ein weiterer Vorteil hat sich dadurch ergeben, dass ich meinen Salzkonsum reduziert habe, was gesundheitlich ebenfalls vorteilhaft ist.

Kräuter

Wer mit Kräutern würzt, braucht im allgemeinen nicht nur weniger Salz, er versorgt seinen Körper auch mit wertvollen Zusatzstoffen. Voraussetzung dafür ist, dass keine getrockneten Kräutermumien sondern frische Kräuter verwendet werden, wie sie wahlweise selbst durch Samen gezogen oder oft auch schon als Pflanzen im Gartenhandel erworben werden können. Nur frische Kräuter weisen den vollen Gehalt an Vitalstoffen auf. Dabei ist es in der Zubereitung auch wichtig, dass die Kräuter tendenziell eher spät eingesetzt werden, um im Kochprozess so wenig wie möglich von Geschmack und Inhaltsstoffen zu beschädigen.

Etliche Kräuter haben eine ausgesprochen positive Wirkung auf Verdauung und Stoffwechsel. Dazu gehören:

- Zwiebel und Knoblauch enthalten nicht nur

natürliche Antibiotika, sondern unterstützen auch eine gesunde Darmflora, welche auch zur Ausscheidung von Schlackestoffen eine große Rolle spielt.

- Chili, Pfeffer, Rosmarin, Meerrettich und Ingwer wirken desinfizierend und durchblutungsfördernd und können direkt mit der Nahrung den Stoffwechsel anregen.
- Dill, Fenchel, Lavendel, Liebstöckel, Thymian, Majoran und Oregano haben stark verdauungsfördernde Wirkungen.
- Bärlauch hat effektive Heilwirkung bei Arteriosklerose, Bluthochdruck und Darmerkrankungen. Ausserdem wirkt er stoffwechselanregend und wirkt sich positiv auf den Cholesterinspiegel aus.

Ingwer

Der eine oder andere kennt Ingwer als Ingwer-Tee bei Erkältungen oder als Beilage im Sushi-Restaurant. Der bekannte Fernsehkoch Alfons Schubek äußerte einst:

»Ich sag mal zugespitzt: Wenn du richtig würzt, kannst gar nimmer krank werden. Aber die Leut nehmen lieber Pillen, das ist bequemer. Der arme Arzt muss dann alles reparieren.«

Auch von ihm stammt dieses Zitat:

»Das Ingwerwasser hält den Stoffwechsel den ganzen Tag auf Trab. Dazu Ingwer waschen, ungeschält in dünne Scheiben schneiden – pro Glas 3 bis 5 Scheiben – und mit Wasser (Still oder Sprudel) auffüllen. Der Ingwer bleibt im Glas, während von Zeit zu Zeit immer wieder Wasser nachgeschenkt wird. Der Ingwer wird nicht geschält, denn in Schalennähe sitzen konzentriert sehr viele wertvolle Inhaltsstoffe.«

Auch das habe ich ausprobiert und kann ihm uneingeschränkt zustimmen. Ingwerwasser und Zitronen-Limonade nehme ich gern abwechselnd ein. Einen Tag das andere, den anderen das andere. Das bringt zum einen eine gewisse Abwechslung und andererseits weisen beide Pflanzen auch unterschiedliche weitere Stoffe auf, wodurch sich eine bessere Gesamtversorgung ergibt.

Reduktion von Kohlenhyraten

Man mag zu Kohlenhydraten ganz Unterschiedliches lesen. Es finden sich genauso Diäten, welche auf einer möglichst hohen Kohlenhydratversorgung basieren wie solche, welche auf Low Carb (also möglichst wenig Kohlenhydraten) beruhen. Tendenziell finde ich die letztere Diät nachvollziehbarer, da diese meiner Meinung nach besser begründet ist und ich eine möglichst hohe Versorgung mit Kohlenhydraten eher in den Bereich der Fehlernährung einreihe.

Wenn wir die menschliche Geschichte betrachten, dann war die Versorgung mit Kohlenhydraten immer eher gering. Der Mensch lebte von Beeren, Pilzen und Früchten sowie erjagtem Wild. Dies blieb während Jahrzehntausenden so. Ackerbau dagegen gibt es auf dem Planeten erst seit etwa zehntausend Jahren, also einem Bruchteil der Zeit. Offensichtlich wurden unsere Verdauungsorgane und unser gesamter Stoffwechsel für Lebewesen konzipiert, die von relativ geringen Mengen an Kohlenhydraten leben.

Was sich nachweisen lässt, ist die Tatsache, dass die Verbrennung von Kohlenhydraten für den menschlichen Körper weniger Energie als die Verbrennung von Fett benötigt. Entsprechend werden, solange ausreichend Kohlenhydrate vorliegen, alle aufgenommenen Fette »für schlechte Zeiten« eingelagert. Genau das steht dem Beibehalten des erreichten Gewichtes im Wege.

Aus diesem Grund verzichte ich fast vollständig auf Kohlenhydrate insbesondere in Form von Backwaren. Das hängt zum Einen mit dem Fettabbau zusammen, andererseits auch damit, dass diese - wie bereits in hCG-Darmreinigung dargestellt - einen negativen Einfluss auf die Darmreinigung bis hin zu einer möglichen Autovergiftung haben.

Gerade wer nach der Stoffwechselkur gar nicht wieder anfängt, viele Kohlenhyrate zu konsumieren, tut sich etwas Gutes, da die negativen Auswirkungen der »Kohlenhydrate-Sucht« des Körpers dann bereits durchgestanden sind. Es braucht jetzt nur noch etwas Disziplin.

Einsatz hochwertiger Eiweiße

Eiweiße (Proteine) sind ein zentraler Bestandteil

jeder gesunden Ernährung. Neben der puren Menge ist auch die Art der Eiweiße von großer Bedeutung. So stimmt es wohl, wenn verschiedene Stellen behaupten, dass die täglich konsumierten Eiweiße mengenmäßig ausreichen würden. Wikipedia schreibt zum Thema Proteinmangel:

> Protein hat eine große Anzahl von Aufgaben im menschlichen Körper. Es ist unter anderem zum Aufbau und zum Erhalt der Körperzellen notwendig und hilft bei der Heilung von Wunden und Krankheiten. Den Empfehlungen der Deutschen Gesellschaft für Ernährung zufolge sollten Erwachsene täglich etwa 0,8 Gramm Protein pro Kilogramm Körpergewicht mit der Nahrung zu sich nehmen. Bei Kindern und Jugendlichen ist der Bedarf mit 0,9 Gramm pro Kilogramm Körpergewicht um 12,5 % erhöht, bei schwangeren und stillenden Frauen ist der Bedarf um circa 20 bis 30 % erhöht.Bei körperlicher Aktivität steigt der Bedarf an Protein hingegen nicht.Die essenziellen Aminosäuren Isoleucin, Leucin, Lysin, Methionin, Phenylalanin, Threonin, Tryptophan und Valin müssen über die Nahrung zugeführt werden. Ein Merksatz hierzu lautet: Phenomenale Isolde trybt metunter Leutnant Valentins lysterne Thräume.

Ein Mangel kann folgende Symptome hervorrufen:

- Haarausfall (Haare bestehen zu 97 bis 100 % aus Proteinen – Keratin)
- Im schlimmsten Fall kommt es zur Eiweißmangelkrankheit Kwashiorkor. Menschen (meist Kinder), die an Kwashiorkor leiden, erkennt man an ihrem sogenannten Hungerbauch, der durch eine übermäßige Einlagerung von Wasser (Ödeme) hervorgerufen wird. Weitere Symptome sind:
- Muskelschwäche
- Wachstumsstörungen
- Fettleber
- Andauernder Eiweißmangel führt zum Marasmus, Kwashiorkor oder zu beidem und letzten Endes zum Tod.

Zu Eiweißmangel kommt es in den Industrieländern allerdings höchst selten und auch nur bei extrem proteinarmen Ernährungsformen. Die durchschnittliche deutsche Mischkost dagegen enthält mit 100 Gramm Eiweiß pro Tag mehr als genug Proteine. Obwohl häufig in der Werbung Eiweißpulver als essentiell notwendig für Breitensportler angepriesen werden, deckt „Unsere übliche Ernährung [...] auch den Eiweißbedarf von Sportlern ab", heißt es dazu in einem Bericht des Ministeriums für Ernährung und ländlichen Raum Baden-Württembergs.

Verschiedene Eiweiße haben in unserem Körper sehr unterschiedliche Aufgaben. Tatsächlich existieren viele Eiweiße, welche für unseren Körper unbrauchbar oder gar giftig sind. So sind es beispielsweise autophosphoreszierende Proteine, welche dazu führen, dass manche Quallen »leuchten«. Es ist eine grobe Vereinfachung, davon zu sprechen, dass der Eiweißbedarf von Menschen gedeckt sei, zumal die benötigte Zusammensetzung des Eiweißcocktails für verschiedene Menschen sehr unterschiedlich ist.

Eiweiß ist ein zentraler Bestandteil unseres Körpers. Wikipedia.de schreibt dazu:

Die Gene in der DNA enthalten die Information für die Herstellung der Ribonukleinsäuren (RNA, im Deutschen auch RNS). Eine wichtige Gruppe von RNA, die mRNA, enthält wiederum die Information für den Bau der Proteine (Eiweiße), welche für die biologische Entwicklung eines Lebewesens und den Stoffwechsel in der Zelle notwendig sind. Innerhalb der Proteincodierenden Gene legt die Abfolge der Basen die Abfolge der Aminosäuren des jeweiligen Proteins fest: Im genetischen Code stehen jeweils drei Basen für eine bestimmte Aminosäure.

Um meinen Stoffwechsel optimal zu gestalten, habe ich wie bereits beschrieben einiges zu dessen

Optimierung unternommen. Diese ist aber nur dann möglich, wenn die richtigen Bausteine in erstklassiger Qualität vorliegen. Aus diesem Grund habe ich schon recht bald zusätzlich zu eiweißreicher Ernährung täglich ein- bis zweimal einen Eiweiß-Shake eingenommen.

Da die meisten Eiweiß-Shakes hauptsächlich für Leistungssportler erstellt werden, enthalten viele dieser Shakes erhebliche Anteile an Kohlenhydraten und weiteren Teilen, welche für meine Ziele nicht passten. Auch stellte ich fest, dass mir einige der angebotenen Shakes nicht bekamen. Es mag ja ganz nett sein, etwas abzuwechseln und Shakes mit exotischem Geschmack wie Pistazie, Mojito oder Ähnlichem zu trinken. Leider haben zumindest diejenigen Shakes, welche ich probiert habe, hauptsächlich nach Chemie geschmeckt und die versprochenen Geschmacksvariationen waren bestenfalls mit sehr viel Phantasie zu erahnen.

Da ich während meiner ganzen Diät ohnehin Produkte von LifePlus einsetzte, bin ich schließlich auf die Triple Protein Shakes dieses Herstellers gestoßen und dabei geblieben. Das hängt insbesondere damit zusammen, dass der Triple-Protein-Ansatz bei dem

Protein-Isolate aus Soja, Molke und Milch eingesetzt werden, mir am besten bekam.

Aus diesem Grund nehme ich ein bis zweimal (abhängig davon, was ich sonst zu mir nehme) einen Messlöffel des Shakes in einem 3 dl-Glas kalten Wassers gelöst zu mir.

Ihr Tagesablauf

Wenn ich auf meine Diät zurückschaue, denke ich, dass neben dem Gewichtsverlust mein größter Profit darin bestand, dass ich eine gewisse Disziplin bei den kleinen Tätigkeiten des Tages erlernte.

Verstehen Sie mich richtig. Ich spreche nicht davon, meine Arbeit pünktlich zu erledigen oder rechtzeitig zu einer Verabredung zu kommen. Das fiel mir immer leicht. Es geht mir um die ganz kleinen Arbeiten und Aufgaben. Die drei wichtigsten Disziplinen möchte ich Ihnen nachfolgend vorstellen, weil ich davon ausgehe, dass sie für viele Menschen mit einer Übergewichtsgeschichte eine gewisse Herausforderung darstellen.

Bewusstes Essen

Ich bin heute davon überzeugt, dass Menschen, die ausschließlich dann essen und trinken, wenn Sie an einem schön gedeckten Tisch sitzen und sich auf ihre Nahrungsaufnahme konzentrieren, kaum übergewichtig werden. Anders gesagt: Wer beim Essen fernsieht, Radio hört, liest, im Internet surft oder spielt, hat ein enorm großes Risiko zum Übergewicht. Noch erheblicher sind die Risiken, wenn beim Fernsehen irgendwelche Nahrungsmittel in sich hineingestopft werden.

Ich spreche hier nicht vom seltenen Frühstück im Bett oder einem Hotdog beim Fußballmatch, sondern davon, was sozusagen »Standard« ist.

Das hat mehrere Gründe. Der zweifellos wichtigste dabei ist, dass wir – abgelenkt von TV, Radio etc. – nicht wahrnehmen, was unser Körper uns mitzuteilen sucht, und solange essen, bis die Chips-Tüte leer oder die Tafel Schokolade aufgegessen ist. Damit steigt das Risiko, zuviel und Falsches, für den Körper Unbekömmliches zu konsumieren, erheblich.

Wir nehmen auch den Geschmack nicht wirklich wahr und fühlen entsprechend auch keine »seelische Sättigung«. Essen ist ein sinnlicher Akt und wenn wir dem Körper das Erlebnis des Schmeckens und Riechens vorenthalten, verlangt er nach mehr, um sein diesbezügliches Bedürfnis zu stillen.

Genauso wichtig ist aber, dass die Art von Nahrung,

welche wir so »nebenher« konsumieren, sich in den meisten Fällen von dem unterscheidet, was wir konsumieren, wenn wir »richtig essen«. Der Anteil an Gemüse und Früchten geht zurück, der Fett- und Kohlenhydratanteil steigt.

Ein letzter Aspekt des Essens »nebenher« ist das Schlingen. Wenn wir uns nicht auf unser Essen konzentrieren, besteht das Risiko, dass wir es auch nicht ausreichend kauen und damit nicht ausreichend mit Speichel vermischen, was im weiteren Verdauungsprozess zu Problemen führen kann.

Wenn Sie es schaffen, bewusst zu essen, werden Sie weniger, gesünder und auch langsamer essen. All das hat eine positive Auswirkung auf unseren Körper, unsere Gesundheit und unser Gewicht.

Die Sache mit dem Sport

Sport war nie mein Ding und ich gebe zu, dass dies auch heute noch so ist. Allerdings bewege ich mich trotzdem erheblich mehr. Seit ich Treppen steigen kann, ohne am oberen Ende »zu schmelzen«, nutze ich seltener den Fahrstuhl oder die Rolltreppe.

Weit wichtiger ist aber, dass ich regelmäßig zu Fuß unterwegs bin. Ich spreche nicht von Jogging oder Marathonstrecken, sondern einfach davon, dass ich mein Auto öfters stehen lasse, wenn es sich um kürzere Wege handelt, und ganz bewusst zwei- bis dreimal pro Woche mindestens eine Stunde spazieren gehe.

Natürlich wäre es nicht schlecht, mehr Sport zu machen - im Gegenteil: Sport in gesundem Maße ist wohl eines der besten Rezepte, um nachhaltig Gewicht zu halten. Andererseits habe ich nur eine Gewichtsreduktion gemacht und nicht eine Erleuchtung erfahren.

Gewohnheiten, die sich über 40 Jahre eingeschliffen haben - wie die Abneigung für Sport - konnte ich nicht innerhalb einiger Monate ablegen. Was die Zukunft bringt? - Wir werden es sehen. Sollten Sie hier besser, stärker und disziplinierter als ich sein - lassen Sie sich nicht davon abhalten, sich zu bewegen.

Ich für meinen Teil genieße es, durch die Spaziergänge und kurzen Wanderungen an der frischen Luft zu entspannen und dabei meinen Körper allmählich wieder beweglicher zu machen und mit der

Zeit werde ich womöglich auch noch mehr tun... Dabei ist es mir wichtig, dass ich vor allem auch einen gewissen Genuss an der Bewegung erreiche, der mich anspornt, mehr zu tun und allmählich immer aktiver zu werden.

Atmen

Wie löscht man ein Feuer am effektivsten und schnellsten? Indem man ihm die Sauerstoffzufuhr abschneidet. Feuer braucht Sauerstoff, um zu brennen. Das lernen die Kinder schon früh in der Schule. Tatsächlich ist das nicht nur dann der Fall, wenn es darum geht, einen Brand oder eine Kerze zu löschen. Ganz ähnliche Prozesse finden auch in unserem Körper statt.

Vereinfacht kann man sagen, dass beim Stoffwechsel energiereiche Ausgangsstoffe mit Hilfe von Sauerstoff in den Zellen in Energie, energieärmere Stoffe und Kohlendioxyd umgewandelt wird. Die gewonnene Energie nutzt der Körper für die Erfüllung seiner Aufgaben vom Atmen über Verdauen bis hin zum Denken, Laufen und sich fortpflanzen.

Unsere Erfahrung sagt uns, dass ein Feuer, das nicht ausreichend Sauerstoff hat, weniger stark brennt als ein Feuer, dem zusätzlich Sauerstoff zugeführt wird, so dass das Feuer geradezu »explodiert« (z.b. wenn bei einem Zimmerbrand die Tür geöffnet wird).

Auch der Verbrennungsprozess in unserem Körper braucht Sauerstoff, und verschiedene klinische Untersuchungen haben aufgezeigt, dass bei vielen Menschen - gerade wenn sie sich nicht regelmäßig bewegen - die Sauerstoffversorgung in den Zellen schlecht ist. Das führt dazu, dass Zellen nur noch eingeschränkt »arbeiten« können. Dies wiederum hat eine negative Auswirkung auf den Stoffwechsel, der dadurch nur noch reduziert funktioniert und deshalb auch die Kalorienverbrennung reduziert. Außerdem besteht die Vermutung, dass eine Unterversorgung der Zelle mit Sauerstoff auch ein Grund für weiterführende Erkrankungen bis hin zu Krebs sein könnte.

Dan Hild beschriebt in seinem Buch »Der Stoffwechselkur-Turbo«[1] eine Übung, welche ich seit geraumer Zeit mache und die ich Ihnen hier vorstellen

---

[1] Hild, Dan: Der Stoffwechselkur-Turbo: Nachhaltige, gesunde Optimierung und Beschleunigung für Stoffwechselkur und viele andere Diäten, CreateSpace 2015

möchte:

Im Hinblick auf das Ankurbeln des Stoffwechsels reicht eine Übung, welche Sie dreimal am Tag während etwa 5 Minuten machen sollten. Die drei Schritte der Übung lauten:

- Atmen Sie einen langen, tiefen Bauchatemzug durch die Nase ein und zählen Sie dabei in Gedanken bis 5.
- Halten Sie nun den Atem in Ihrem Körper und zählen dabei in derselben Geschwindigkeit von 0 bis 15.
- Nun atmen Sie durch den Mund aus und zählen dabei bis 8.

Diese Übung sollten Sie pro Übungseinheit 10-12 Mal machen. Sie werden schon nach wenigen Tagen merken, dass Sie mehr Energie haben.

Ich mache die Übung jeweils am Morgen und Abend sowie tagsüber, wenn ich ein paar ruhige Minuten habe, und ich fühle mich blendend. Was mir besonders aufgefallen ist, ist die Tatsache, dass ich mich, seit ich diese Übung mache, auch nach dem Mittagessen fit und leistungsfähig fühle.

Seinem Körper etwas Gutes tun

Während Jahrzehnte habe ich meinen Körper wie einen Feind behandelt und ihn mit falscher Ernährung, kaum Bewegung und vielen negativen Gedanken geschädigt. Mein Körper war in meiner Vorstellung eine Art Transporter für meinen Kopf (und Mund). Eine wirkliche Beziehung hatte ich nicht zu ihm und so wurde er zweifellos ziemlich vernachlässigt.

Das ist bei vielen Menschen, die unter Übergewicht leiden, so oder ähnlich. Um allmählich wieder eine (positive) Beziehung zu meinem Körper aufzubauen, suche ich immer wieder gezielt nach Möglichkeiten, ihm etwas Gutes zu tun. Ob es sich nun um eine Massage, ein entspannendes Bad, Sauna oder etwas anderes handelt.

Wenn es Ihnen wie mir geht, dann nehmen Sie ganz sorgsam Kontakt zu Ihrem Körper auf und versuchen herauszufinden, was Sie ihm Gutes tun können. Wenn Sie wieder lernen, auf Ihren Körper zu hören und seinen Signalen zu vertrauen, sinkt das Risiko, je wieder übergewichtig zu werden, erheblich.

Übergewicht - was kostet Sie das?

Es existieren viele, oft schlecht begründete Statistiken, welche Kosten Übergewicht für unsere Gesellschaft hat. Man mag sich über die genauen Zahlen streiten, dass Übergewicht nicht nur für den Betroffenen, sondern auch seine Umgebung und die Gesellschaft Auswirkungen - nicht zuletzt auch finanzieller Art - hat, dürfte unbestritten sein.

Tatsächlich kümmert das die meisten Übergewichtigen eher wenig. Wer es schon kaum oder gar nicht schafft, zugunsten der eigenen Gesundheit und des eigenen Wohlbefindens abzunehmen, der wird dies auch kaum wegen der Kosten für die Gesellschaft schaffen.

Darüber will ich nicht schreiben. Ich schreibe dieses Kapitel hauptsächlich, weil ich immer wieder erlebe, dass Menschen, die mit der hCG-Stoffwechselkur abgenommen haben, so schnell wie möglich Vitalstoffe absetzen und wieder zum gewohnten Lebenstrott wechseln. Als Argumentation dafür muss immer wieder herhalten, dass qualitativ hochwertige Vitalstoffe einiges kosten würden und das Ziel ja nun erreicht sei.

Das scheint mir ein bisschen so, als würde jemand den Motor seines Autos mit viel Aufwand revidieren und anschließend der Kosten wegen ein qualitativ schlechtes, aber dafür extrem günstiges Motorenöl einfüllen, das den Motor innerhalb kurzer Zeit völlig ruinieren würde.

Haben Sie sich je bewusst gemacht, welche Kosten Ihnen ihr Übergewicht verursacht hat? Natürlich sind diese bei jedem Menschen unterschiedlich. Ein paar Anhaltspunkte für Ihre eigene Kalkulation könnten sein:

Materielle Kosten

- Gesundheitskosten in Zusammenhang mit Krankheiten und Verletzungen basierend auf Ihrem erhöhten Körpergewicht.
- Es ist erwiesen, dass übergewichtige Menschen weniger oft befördert werden und Karriere machen. Wie viel Gehalt ist Ihnen dadurch entgangen?
- Auch die Jobsuche fällt dem Übergewichtigen

schwerer und er wird tendenziell schon bei der Stellenvergabe tiefer eingestuft - was natürlich zu finanziellen Einbußen führt.
- Sport und Freizeitaktivitäten sind Möglichkeiten, ein Netzwerk aufzubauen und zu pflegen, was positive Auswirkungen auf beruflichen Erfolg und Karriere haben kann.
- Kosten für zusätzliche Nahrungsmittel.
- ...

Emotionale Kosten

- Viele Menschen mit (erheblichem) Übergewicht fühlen sich isoliert und in ihrer Lebensgestaltung teils durch Schamgefühle eingeschränkt (z.B. Besuch im Freibad).
- Schwierigkeiten, den Partner / die Partnerin fürs Leben oder einen Lebensabschnitt zu finden
- Selbstwertgefühl
- ...

Weitere Kosten

- Reduktion von Lebenserwartung und Gesundheit

- Zusätzliche Anfälligkeit für verschiedene Erkrankungen
- Schmerzen durch erhöhte Gelenkabnutzung etc.
- Reduzierte Beweglichkeit und Mobilität.
- ...

Das sind nur ein paar Gesichtspunkte. Seien Sie ehrlich mit sich selbst und stellen Sie Ihre Liste zusammen. Was hat Sie Ihr Übergewicht bereits gekostet und was wird es Sie noch kosten, bis es Sie eines Tages womöglich Ihr Leben kostet?

Ich habe diese Rechnung für mich gemacht und bin zum Schluss gekommen, dass das Investment in meine Gesundheit und darin, nicht wieder auf mein altes »Kampfgewicht« zu kommen, mir sehr viel an Aufwand (Bewegung, bewusstes Leben) und Kosten (gesunde Ernährung in Bioqualität, Vitalstoffe etc.) wert ist.

Diese Rechnung muss zweifellos jeder Mensch für sich selbst machen. Ich gebe zu, als ich noch 40 Kilos mehr auf die Waage brachte, hätte ich womöglich anders gerechnet, besonders, weil ich mir selbst in vielen Fällen ziemlich erfolgreich einredete, dass es mir bestens gehe und ich glücklich sei.

Lassen Sie sich deshalb nicht von meinen Gedanken überzeugen, sondern machen Sie sich Ihre eigenen und entscheiden Sie dann. Ein wichtiger Schritt in Hinblick auf eine nachhaltige Gewichtsreduktion liegt darin, für sich und sein Leben Verantwortung zu übernehmen. Sie werden das dann tun, wenn Sie dazu bereit sind.

Vitalstoffe

Vitalstoffe sind Stoffe, welche unser Körper braucht, um richtig funktionieren zu können. Dazu gehören Vitamine, Spurenelemente, sekundäre Pflanzenstoffe und Mineralstoffe. Die immer naturferneren Nahrungsmittel, welche die Mehrheit der Menschen konsumiert, führen dazu, dass die Versorgung der meisten Menschen mit diesen Stoffen immer schlechter wird. Unabhängige Forschungsinstitute haben festgestellt, dass der Gehalt von Vitalstoffen in Pflanzen teils durch Züchtung, teils durch »industrielle Produktionsmethoden« in vielen Fällen auf einen Bruchteil dessen zurückgegangen ist, was darin noch vor dreißig Jahren zu finden war.

Diesen Rückgang an Inhaltsstoffen können wir teilweise durch eine bewusste Ernährung mit ursprünglichen Lebensmitteln (z.B. alte Sorten) in Bioqualität ergänzen. Tatsache ist aber, dass selbst damit manche Vitalstoffe realistisch gesehen kaum in ausreichendem Maße aufgenommen werden können. Zudem ist davon auszugehen, dass die in vielen Publikationen dargestellten täglichen

Verzehrempfehlungen eigentlich Mindestmengen darstellen, deren langfristige Unterschreitung zu gesundheitlichen Schäden führt.

Was bedeutet nun eine Unterversorgung mit Vitalstoffen? Vitalstoffe sind für den Ablauf von Prozessen (z.b. Stoffwechsel) aber auch als Baumaterial (z.b. zum Aufbau neuer Zellen) notwendig. Weiß man, dass der Mensch täglich etwa 300 Mio. neue Zellen bildet, um alte zu ersetzen, dann kann man sich vorstellen, wie viel Baumaterial notwendig ist. Dabei ist es wichtig zu verstehen, dass dieser Bau nur dann richtig erfolgen kann, wenn alle benötigten Bausteine in ausreichendem Maß vorhanden sind. Der Körper kann nicht einfach ein Eisenmolekül durch ein Kupfermolekül ersetzen, weil Eisen im Moment nicht vorliegt. Entsprechend wichtig ist eine gute, breit abgestützte Versorgung mit Vitalstoffen.

Das »weiß« auch unser Körper und meldet, wenn er einen Stoff vermisst, »Hunger«, selbst dann, wenn der Bauch voll ist. Dieser Drang zu essen hält an, bis der entsprechende Vitalstoff wieder vorhanden ist. Gerade wenn es darum geht, Gewicht zu halten, möchte man diese Hungerattacken möglichst vermeiden, da ein Überessen auch zu einer Gewöhnung führen kann.

Aus diesem Grund ist es mir ganz besonders auch nach meiner erfolgreichen Diät wichtig, ausreichend Vitalstoffe zu mir zu nehmen und sicherzustellen, dass mein Körper optimal funktioniert. Das hat neben dem Wegfall von Hungerattacken den großen Vorteil, dass mein Körper alles zur Verfügung hat, um im Rahmen seiner Möglichkeiten den während der Jahrzehnte durch das Übergewicht angerichteten Raubbau an meiner Gesundheit auszugleichen. Der Körper verfügt über Selbstheilungskräfte in unvorstellbarem Maß - damit diese aber aktiv werden können, brauchen Sie die entsprechenden Bausteine.

Gern stelle ich Ihnen wie in meinen anderen Büchern vor, was ich eingenommen habe. Bitte sehen Sie das weder als Heilversprechen noch als Empfehlung sondern ausschließlich als Erfahrungsbericht. Natürlich kann es sinnvoll sein, dass Sie mein Vorgehen für sich prüfen und mit Fachleuten wie z.B. Ernährungsberatern oder Ärzten diskutieren. Da jeder Mensch (und somit auch sein Körper) unterschiedlich ist, sind es auch seine Bedürfnisse und was für mich passt, kann für Sie zu viel oder zu wenig sein.

Breitband-Vitalstoffpräparat

Wie bereits dargestellt ist eine gute Versorgung mit Vitalstoffen für mich sehr wichtig. Neben der Tatsache, dass ich natürlich mit den Nahrungsmitteln, welche ich genieße, versuche, viele frische Vitalstoffe aufzunehmen, habe ich mich entschlossen, die drei Mal zwei Tabletten LifePlus TVM Plus als Breitband-Vitalstoffpräparat nach der hCG-Stoffwechselkur weiter einzunehmen. Ich stelle damit sicher, dass mein Körper eine solide Grundversorgung mit einer Vielzahl von Vitaminen, Spurenelementen etc. erhält.

LifePlus nennt als Inhaltsstoffe auf der Produktbeilage:

- *Zwei Tabletten enthalten % NRV:*
- *Vitamin A 750 µg RE 94%*
- *Vitamin D3 5 µg 100%*
- *Vitamin E 28 mg α-TE 233%*
- *Vitamin C 100 mg 125%*
- *Thiamin HCl 1,0 mg 91%*
- *Riboflavin 1,2 mg 86%*
- *Niacin 6,6 mg NE 41%*
- *Vitamin B6 1,0 mg 71%*
- *Folsäure 166 µg 83%*
- *Vitamin B12 4 µg 160%*
- *Biotin 100 µg 200%*
- *Pantothensäure 4,6 mg 77%*
- *Calcium 200 mg 25%*

- *Phosphor 123 mg 18%*
- *Magnesium 133 mg 35%*
- *Zink 10 mg 100%*
- *Jod 50 µg 33%*
- *Vitamin K 27 µg 36%*
- *Selen 42 µg 76%*
- *Kupfer 0,3 mg 30%*
- *Mangan 0,6 mg 30%*
- *Chrom 60 µg 150%*
- *Molybdän 40 µg 80%*
- *p-Aminobenzoesäure 2 mg **
- *Bor 250 µg **
- *Silicium 1 mg **
- *Acerolafruchtextrakt 2 mg **
- *Alfalfablätterpulver 2 mg **
- *Heidelbeerfruchtextrakt 3,4 mg **
- *Knotentangpulver 3,4 mg **
- *Petersilienblätterpulver 2 mg **
- *Hagebuttenpulver 2 mg **
- *Sibirischer Ginsengextrakt 2 mg **
- *Brunnenkressepulver 2 mg **
- *Alpha-liponsäure 2 mg **
- *Cholinbitartrat 2 mg **
- *Hesperidin 3,4 mg **
- *Inositol 10 mg **
- *Sojalecithin 6,6 mg **
- *Zitrusbioflavonoide 17 mg **
- *Lycopin 0,4 mg **
- *Lutein 0,7 mg **
- *Rutin 3,4 mg **
- *Isoflavone aus Soja 4 mg **

Ganz besonders interessant finde ich neben den Vitalstoffen auch die sekundären Pflanzenstoffe wie Heidelbeerfruchtextrakt, Knotentangpulver etc. Es handelt sich dabei um Stoffe, welche bislang kaum chemisch nachgebildet und weitgehend nur aus den Pflanzen selbst gewonnen werden können. Gerade hierin unterscheidet sich das Produkt meines Erachtens von einer Vielzahl billiger, rein chemisch hergestellter Vitaminpräparate.

Zusammenfassung:

3x2 Tabletten LifePlus TVM Plus am Tag (jeweils vor den Mahlzeiten)

Omega3

Omega 3 besitzt eine Vielzahl von positiven Auswirkungen auf unsere Gesundheit. Wer sich etwas mit dem Thema Omega3 - Fettsäuren auseinandersetzt stellt fest, dass dieser wundervolle Stoff für unseren Körper von essentieller Bedeutung ist. Ein ausgesprochen gut geschriebener Artikel zu dem Stoff findet sich in Wikipedia.de. Er beginnt mit den Ausführungen:

Die Omega-3-Fettsäuren sind eine Untergruppe innerhalb der Omega-n-Fettsäuren, die zu den ungesättigten Verbindungen zählen. Sie sind essenzielle Stoffe für die menschliche Ernährung, sind also lebensnotwendig und können vom Körper nicht selbst hergestellt werden. Die Bezeichnung stammt aus der alten Nomenklatur der Fettsäuren. Bevor man sie als solche identifizierte, wurden sie gemeinschaftlich als Vitamin F bezeichnet.

Darin enthalten ist auch eine Darstellung der nachgewiesenen Wirkungsweisen für den menschlichen Körper. Neben den bereits allgemein bekannten Auswirkungen auf Herz- und Kreislauf weisen Untersuchungen eine Verminderung des Infarkt-Risikos um 30% bei Menschen nach, welche regelmäßig Omega 3 - Präparate einnehmen.

Auch psychische Erkrankungen wie Schizophrenie, Borderline oder Depressionen werden durch Omega 3 - Fettsäuren reduziert und es bestehen Untersuchungen, welche auch darauf hindeuten, dass gewisse Krebsarten bei Menschen, die Omega 3 einnehmen, seltener auftreten.

Tatsächlich ist zu sagen, dass es nicht »die« Omega-

3-Fettsäure gibt. Vielmehr gibt es mehrere Stoffe, die unter dem Begriff subsumiert werden und teils sehr unterschiedliche Auswirkungen haben.

Ich kann mich hier nur auf meine eigenen Erfahrungen verlassen und darstellen, dass mein Hirn viel leistungsfähiger ist, seit ich jeden Morgen zwei Kapseln LifePlus Omegold einnehme. Als mir mein diesbezüglicher Vorrat ausging und ich dafür eine Packung eines anderen Herstellers mit anderer Zusammensetzung kaufte und einnahm, blieb diese positive Wirkung aus, weshalb ich schnellstmöglich wieder auf die LifePlus-Kapseln wechselte.

Zusammenfassung

Taglich am Morgen 2 Kapseln LifePlus OmeGold.

OPC

Während OPC für mich insbesondere während meiner Diät und die ersten Monate danach sozusagen Synonym für die Rückbildung meiner Haut war (was übrigens sehr gut gewirkt hat), bedeutet es heute erheblich mehr.

Wie bereits in früheren Büchern dargestellt wirkt OPC, ein Stoff, der unter anderem auch in Trauben enthalten ist und der Hauptgrund ist, weshalb viele Mediziner ihren Patienten ein tägliches Glas Wein empfehlen, unter anderem auf das Kollagen. Dieses gibt der Haut die Spannkraft und die Möglichkeit, im Rahmen einer Umfangsreduktion auch die Fähigkeit, sich zu straffen und damit die nach vielen Diäten beobachteten hängenden Hautschichten zu vermeiden.

Tatsächlich nahm ich das OPC während etwa sechs Monate über die Diät hinaus hauptsächlich aus diesem Grund ein. Danach passten Haut und Inhalt wieder gut zusammen.

Tatsächlich habe ich mich im Verlauf des letzten Jahres noch einmal mit den verschiedenen Vitalstoffen auseinandergesetzt. Während früher der Fokus darauf beruhte, was mich unterstützen würde, möglichst gut und nachhaltig Gewicht zu verlieren, lag nun mein Interesse darin, was ich brauchen würde, um eine gute Grundversorgung meines Körpers sicherzustellen.

Frau Dr. Petra Wetzel beschreibt in ihrem Buch »Die

Vitalstoffentscheidung« die folgenden positiven Auswirkungen auf die menschliche Gesundheit:

- **Allgemein**: Verletzungen wie Brüche, Sehnenzerrungen, Muskelverletzungen und Wunden; Erschöpfung, Müdigkeit, Abgeschlagenheit
- **Entzündungen**: Gelenkentzündung (Arthritis), Magenschleimhautentzündung (Gastritis), Leberentzündung (Hepatitis), Hirnhautentzündung (Meningitis), Zahnfleischentzündung (Parodontitis), Stirnhöhlenentzündung (Sinusitis), Entzündungen der Bronchien (Bronchitis) u.a.
- **Karies**
- **Augen:** Grauer Star, Makuladegeneration, Retinopathie (Netzhauterkrankung), altersbedingte Sehschwäche, Nachtblindheit
- **Bewegungsapparat**: Arthritis, Rheuma, Gicht, Osteoporose (Festigung des Kollagens)
- **Frauenleiden**: Dauer und Rhythmus der Periode, prämenstruelles Syndrom
- **Haut und Bindegewebe (Kollagenschutz)**: Vorbeugung von Faltenbildung (Lifting ohne Laser), Verbrennung und Sonnenbrand, Elastizität von Haut, Fuß- und Fingernägeln, Hauttrockenheit, Narbenbildung, beschleunigte Wundheilung, Akne,

Ekzeme, Neurodermitis, Schuppenflechte, Cellulitis, Dehnungsstreifen (Schwangerschaft, Kortisontherapie)

- **Herz-Kreislauf-System:** Blutfettsenkung, Vorbeugung und Besserung von Arteriosklerose, Herzinfarkt, Schlaganfall; Durchblutung der Herzkranzgefäße; Venenprobleme (Besenreiser, Krampfadern, Hämorrhoiden, Schmerzen, Schwellungen); arterielle Durchblutungsstörungen (Kälte, Kribbeln, Schmerzen, „Schaufensterkrankheit"); Wasseransammlungen im Gewebe; offene Beine; Lymphstau
- **Immunsystem:** Allergien, Heuschnupfen, Asthma, Unterstützung der Immunfunktionen, Infektanfälligkeit, stärkstes Antioxidans (Schutz vor Schäden durch Umweltgifte, vor Krebs, Nieren-, Lungen- und Lebererkrankungen)
- **Nervensystem:** Lern- und Konzentrationsfähigkeit, Gedächtnisfunktion, Aufmerksamkeits-Defizit-Syndrom/Hyperaktivität, Alzheimersche und Parkinsonsche Erkrankung, Senilität.

Das ist eine riesige »Sammlung« von Gründen, weshalb es sinnvoll ist, OPC auch über die Diät hinaus im Sinne einer Grundversorgung des Körpers einzunehmen. Für mich, gerade nach vierzig Jahren

Übergewichts-Stress für den Körper, waren die positiven Auswirkungen auf Herz- und Kreislaufsystem ausschlaggebend. Tatsächlich hat das Übergewicht hier eine erhebliche Mehrbelastung verursacht und auch die Diät war Stress für den Körper.

Ich habe all diesen Aufwand bestimmt nicht dafür getrieben, dass dann plötzlich das Herz nicht mehr mitmacht!

Aus diesem Grund blieb ich auch nach der Diät bei der 3x1 LifePlus Proanthenols 100 Tablette.

Zusammenfassung

> 3x1 Tablette LifePlus Proanthenols 100 jeweils vor den Hauptmahlzeiten

Magnesium

Während vieler Jahre litt ich immer wieder an Krämpfen in den Beinen sowie Schlafstörungen. Erst im Rahmen meiner Auseinandersetzung mit meinem Körper in der Diät habe ich wirklich verstanden, dass diese Probleme sowie etliche weitere, welche ich erlebte, im Zusammenhang mit Magnesiummangel standen. Wikipedia.de schreibt dazu:

- *Magnesiummangel verursacht aufgrund der zahlreichen Körperfunktionen des Magnesiums meist mehrere Symptome gleichzeitig, so dass man von einem Magnesiummangelsyndrom (auch als Hypomagnesiämiesyndrom bezeichnet) spricht. Zu den vielschichtigen Symptomen zählen:*
- *Muskelkrämpfe (u. a. Wadenkrämpfe, Krämpfe der Kaumuskulatur)*
- *Muskelzucken (Benigne Faszikulation, z. B. Lidzucken)*
- *Reizbarkeit*
- *Müdigkeit*
- *rasche Erschöpfbarkeit*
- *innere Unruhe*
- *kalte Füße*
- *Kopfschmerzen*
- *Mattigkeit/Energielosigkeit*
- *Geräuschempfindlichkeit*
- *Grübeleien*
- *Verwirrtheit*
- *Taubheitsgefühl in den Händen und Füßen*
- *übermäßiges Schlafbedürfnis*

- *Herzklopfen, Herzjagen*
- *Schwächegefühl*
- *Kreuz- und Rückenschmerzen*
- *Durchblutungsstörungen*

Darüber hinaus gibt es Studien, welche zumindest einen Zusammenhang zwischen Schlaganfall und Magnesiummangel nahelegen.

Besonders alarmiert hat mich die Tatsache, dass Magesiummangel durch den von Ärzten üblicherweise benutzten Test nur teilweise nachweisbar ist. Dazu liest man in Wikipedia.de:

Magnesium ist zu 99 % intrazellulär lokalisiert. Dies bedeutet, dass der gemessene Blutspiegel den Magnesium-Pool des Körpers nur unzureichend widerspiegelt, und erklärt, warum eine isolierte Blutspiegel-Messung einen Magnesiummangel oft weder beweisen noch widerlegen kann (es sei denn, es liegt ein klinisch sofort behandlungsbedürftiger Fall vor, bei dem die Körperspeicher aufgebraucht sind, etwa durch langandauernde extreme Fehlernährung oder Alkoholismus).

Seit ich täglich 3x 2 Tabletten LifePlus CalMag Plus

einnehme, haben die Krämpfe aufgehört, ich schlafe besser und fühle mich kräftiger. Da Magnesium auch für den Stoffwechsel wichtig ist, gehe ich davon aus, dass ich durch die Maßnahmen zur Optimierung meines Stoffwechsels auch einen erhöhten Magnesiumbedarf habe.

Zusammenfassung

> 3x2 Tablette LifePlus CalMag Plus jeweils vor den Hauptmahlzeiten

Aloe Vera

Natürlich habe ich Aloe Vera schon früher gekannt. Einen wirklichen Eindruck von der vielseitigen Anwendung und Kraft dieser Pflanze habe ich erst, seit ich das Buch von Peter Carl Simons mit dem Titel »Aloe Vera - 6'000 Jahre Medizingeschichte können sich nicht irren. Was Ihnen die Pharma-Industrie nicht erzählt - aber schon zu Kleopatras Zeiten jedes Kind wusste« gelesen habe.

Nachdem ich meinen Vitalstoffbedarf durch die genannten Produkte und meine Ernährungsumstellung weitgehend abgedeckt hatte, gab es zwei Themen, welche mir darüber hinaus am Herzen lagen. Das eine war eine zusätzliche Kräftigung meines Immunsystems (ich habe, seit ich Aloe Vera nehme, weder Krankheiten noch irgendwelche Erkältungen gehabt) und das Anliegen, die durch die hCG-Darmreiningung erreichte Optimierung meiner Darmflora so lange wie möglich zu erhalten.

In beiden Fällen hieß der Stoff der Wahl »Acemannan«, ein Polysacharid, das in Aloe Vera in hoher Konzentration vorkommt. Die Webseite Gesundheit.de schreibt dazu:

Die gut geschützten Wirkstoffe der Pflanze liegen im Blattinnern, eingebettet in ein Gel, das zum großen Teil aus Wasser besteht. Der wichtigste Wirkstoff ist das Polysaccharid Acemannan. Es ist eine langkettige Zuckerform, ein lebensnotwendiges Kohlenhydrat - auch für den Menschen. Der produziert Acemannan nämlich nur bis zur Pubertät, danach muss es über die Nahrung zugeführt werden.

Acemannan wird in die Zellmembranen eingelagert und stärkt den gesamten Organismus gegen Parasiten wie Pilze, Bakterien und Viren. Es ist immunstärkend, denn es aktiviert und stimuliert die für die Abwehr zuständigen Zellen. Durch Aloe Vera wird die Anzahl der T-Killerzellen, der Monozyten, Lymphozyten und der roten Blutzellen vermehrt und ihre Aktivität wird gesteigert.

Es gibt unzählige Anbieter von Aloe Vera Produkten, wobei manche sehr gut und potent sind, andere verfügen kaum über Wirkstoffgehalt. Ich entschied mich auch hier für ein Produkt von LifePlus namens Aloe Vera Caps. Dass es sich dabei um Kapseln handelt, kam mir sehr entgegen. Ich habe täglich zwei Kapseln Aloe Vera eingenommen (eine morgens und eine abends).

Zusammenfassung

2x1 Kapsel LifePlus Aloe Vera Caps.

Nachwort und Bezugsquellen

Ich hoffe sehr, dass dieses Buch viele Fragen beantwortet hat und ihnen dabei hilft, die erreichte Gewichtsabnahme dauerhaft zu halten.

Wie bereits im letzten Buch freue ich mich auch hier über Rückmeldungen und nenne Ihnen auch gern »meine« Quelle für Lifeplus-Produkte (ich selbst bin nur Konsument und biete nichts an), falls Sie nicht bereits eine eigene haben.

Auf Wunsch einiger Leser bin ich dabei, eine Blatt mit Bezugsquellen, Preisen etc. zusammenzustellen. Wenn Sie dieses möchten, schreiben Sie einfach an:

hcgdarm@gmail.com.

Ich bemühe mich immer, so bald wie möglich zu antworten. Abhängig von der Anzahl der ankommenden Mails kann es aber doch ein paar Tage dauern.

Literaturverzeichnis

- Auer, Dr. med. W.: Übersäuerung – die stille Gefahr, 2002, Kneipp-Verlag
- Arndt, U.: Spirulina, Chlorella, AFA-Algen: Lichtvolle Power-Nahrung für Körper und Geist, 2003, H. Nietsch
- Bachmann, Dr. med. R. M.: Natürlich gesund durch Säure-Basen-Gleichgewicht. Mit Ihrem persönlichen 7-Tage-Programm zur sanften Entsäuerung, 2001, Trias, 2. Auflage
- Bankhofer, Prof. H.: Aloe Vera: Die Pflanze für Gesundheit, Vitalität und Wohlbefinden, 2013, Kneipp-Verlag, 6. Auflage
- Barcroft, A.: Aloe Vera: Nature's Silent Healer, 2003, Baam
- Beringer, Alice: Aloe Vera – Die Königin der Heilpflanzen: Natürlich gesund und schön durch den reinen Extrakt der Aloe Vera, 2007, Heyne
- Berner, H.-G.: An vollen Töpfen verhungern, 1997, Medi Verlagsgesellschaft
- Bertram, Dr. K.: Spirulina – Die Wunderalge – Anbau, Vorkommen und Zucht, sensationelle Studienergebnisse, Krankheiten vorbeugen und

bekämpfen, o. J., CreateSpace
- Bisel, Ch.: Ich war ein fetter Sack: Wie ich einfach, schnell und ohne Hungergefühl über 30 Kilo abnahm – und wie Sie das womöglich auch können, Bisel Consulting, 2014
- Bisel, Ch.: Das BMI-Coach Ernährungstagebuch: Das Erfolgs-Tagebuch für Ihre Diät zum Wunschgewicht, Bisel Consulting, 2015
- Bisel, Ch.: Die BMI-Coach Stoffwechselkur: Ihr Weg zur nachhaltigen Gewichtsreduktion bis hin zu Ihrem Wunschgewicht, Bisel Consulting, 2015
- Dahlke, R.: Fasten Sie sich gesund – Das ganzheitliche Fastenprogramm, 2004, Irisana
- Dahlke, R., Ehrenberger, D.: Wege der Reinigung – Entgiften, entschlacken, loslassen, 2002, Heyne, 2. Auflage
- Delbé, J. B.: Gesund werden – gesund bleiben: Aloe-Vera-Leitfaden Gesund bleiben, 2004, M+M Verlag
- Enders, J.: Darm mit Charme, 2014, Ullstein
- Finnegan, John &, Schmid, Rainer: Aloe Vera – das Geschenk der Natur an uns alle, 2014, Ernährung & Gesundheit, 35. Auflage
- Frauwallner, A.: Was tun, wenn der Darm streikt? – Probiotika sinnvoll einsetzen, 2012,

Kneipp-Verlag

- Gill, T.: Lieber schlank als sauer – Gesund ins Gleichgewicht mit der Säure-Basen-Diät, 2012, CreateSpace
- Gray, R.: Das Darmheilungsbuch – Gesundheit durch Kolon-Sanierung, 2011, Trias
- Grillparzer, M.: Simple Detox: Das 7-Tage-Entgiftungsprogramm, 2013, Gräfe und Unzer, 5. Auflage
- Jester, F.: Arginin. Der natürliche Kraftstoff für Blut, Kreislauf und Gesundheit, 2010, Verlag Marina Jester
- Jester, F.: Chlorophyll. Das grüne Blut, Verlag Marina Jester, 2014
- Kraske, Dr. med. E.-M.: Säure-Basen-Balance, 2008, Gräfe und Unzer, 5. Auflage
- Liebke, Dr. F.: Doktor Chlorella! Die Alge fürs Leben. Kompendium zur Mikroalge Chlorella, Remerc & Lheiw verlagskontor, 2007
- Loede, P: Schlank mit Weizengras: Die Gruene-Smoothie-Weizengras-Kur, CreateSpace, 2014
- Lohmann, M.: Der Basen-Doktor. Basische Ernährung: gezielte Hilfe bei den häufigsten Beschwerden, 2013, Trias, 2. vollst. überarb. Auflage

- Meyer, Marianne E.: Sonnenkraft mit dem blaugrünen Lichtträger Spirulina, 2002, Windpferd, 2. Auflage
- Mutter, Dr. J.: Grün essen!: Die Gesundheitsrevolution auf Ihrem Teller, 2013, VAK, 3. Auflage
- Opitz, Ch.: Befreite Ernährung, 2013, H. Nietsch, 5. Auflage
- Oppermann, J.: Aloe Vera – Was die Pflanze wirklich kann, 2004, Lebensbaum
- Peuser, M.: Kapillaren bestimmen unser Schicksal: Aloe – Kaiserin der Heilpflanzen, Quelle für Vitalität und Gesundheit, 2010, St. Hubertus
- Rahn-Huber, U.: Spirulina & Chlorella: Gesund und fit mit Mikroalgen, 2015, Riwei
- Rahn-Huber, Ulla: Natürlich heilen und pflegen mit Aloe Vera, 2015, Riwei
- Schneider, G. W.: Biotop Mensch – Liebe Deine Darmbakterien, 2014, Biotop Mensch, 7. Auflage
- Simons, C. P.: Aloe Vera - 6'000 Jahre Medizingeschichte können sich nicht irren, 2015, BOD
- Simons, C. P.: Chlorophyll – Gesundheit ist grün, 2015, BOD
- Simons, C. P.: Grüner Kaffee – Garantie zum

Abnehmen, 2015, BOD
- Simonson, B.: Gerstengrassaft: Verjüngungselixier und naturgesunder Power-Drink. Wildpferd, 15. Auflage, 2012
- Simonson, B.: Die Heilkraft der Afa-Alge – Vitalität für Körper und Geist, 2000, Goldmann
- Skinner, R.: Aloe Vera: The Medicine Plant, 2005, Mill Enterprises
- Skousen, M. B.: Aloe Vera Handbook: The Acient Egyptian Medicine Plant, 2005, Book Publishing Company
- Thust, Th. M., Schlett, Dr. med. S.: Entgiften & entschlacken,
- 2006, Gräfe und Unzer
- Treutwein, N.: Übersäuerung – krank ohne Grund?, 2005, Weltbild
- Ulmer, G. A.: Gesundheitswunder Chlorophyll: Gespeicherte, gesundheitsspendende Sonnen- und Heilkraft, Ulmer, 1997
- Vollmer, J. B.: Gesunder Darm, gesundes Leben, 2010, Knaur
- Wacker, S., Wacker, Dr. med. A.: 300 Fragen zur Säure-Basen-Balance, 2013, Gräfe und Unzer, 2. Auflage
- Wagner, W.: The Chlorophyll Supplement:

Alternative Medicine for a Healthy Body, 2013, Health Collection
- Wolfe, D.: Superfoods – die Medizin der Zukunft: Wie wir die machtvollsten Heiler unter den Nahrungsmitteln optimal nutzen, Goldmann, 2015